PUEDO CONTROLAR EL MIEDO

Marisa Estrada Barquet

Elizabeth es una Doctora en Medicina, la cual vive con su pequeño hijo y sus padres en una de las ciudades más pobladas de la ciudad de México; en su entidad se presentó una epidemia de Influenza, el hospital en donde trabaja estaba saturado de pacientes, los empleados de la salud no se daban abasto con tantos casos que atender, la situación era abrumadora.

Una semana atrás Elizabeth había recibido a una de tantas pacientes la cual además de influenza, presentó como complicación una Neumonía, era una joven de veinte años de edad llamada Ingrid, quien fue hospitalizada de inmediato por el cuadro tan severo que presentaba, desafortunadamente a las pocas horas, tuvo que ser derivada a terapia intensiva, Elizabeth y sus colegas hicieron lo humanamente posible para ayudar a Ingrid, sin embargo perdieron la batalla, porque Ingrid no sobrevivió.

Como parte de sus obligaciones médicas Elizabeth debía informar a los familiares de Ingrid tan dolorosa noticia.

Las palabras que les debió decir a los familiares esa mañana la llenaron de miedo, el sufrimiento   de aquellas personas la lastimaban tanto como a ellas.

Ningún médico logra acostumbrarse a perder la batalla contra la muerte, y Elizabeth no era la excepción, se sentía derrotada, especialista en medicina Interna con más de diez años de experiencia, se encontraba por vez primera ante mucho dolor, era tanta la culpa que sentía, que no pudo evitar sentir miedo.

El miedo puede controlarse pero es inevitable que en algún momento de nuestras vidas lo experimentemos intensamente e incluso pensemos que no lograremos controlarlo, ese era el momento de Elizabeth, un incontrolable temor la invadía.

Frustrada al percatarse de que no tenía ninguna injerencia sobre la vida y la muerte, ante la impotencia de no poder ayudar en nada, se llenaba cada vez un poco más de inseguridad, de dolor y la invadía el miedo de solo pensar que pudiera ser un familiar cercano el que perdiera la vida frente a ella, porque sabía que conservar la existencia en esos momentos, ya no estaba en sus manos.

Sabía que no podía seguir trabajando así, suspiro y trato de calmarse, lo primero que tenía que hacer era no derrotarse ante un miedo que en ese momento era justificado, un miedo real sobre una epidemia que se propagaba rápidamente y a la vez, un miedo infundado sobre lo que podría o no ocurrir.

Las camas del Hospital estaban llenas, habían muchos pacientes en la sala de espera, a algunos derechohabientes la fiebre no les cedía, muchos de ellos no dejaban de toser y aunque varios ya tenían la neumonía, Ingrid era la primera paciente que había perdido la vida.

En los pasillos del hospital los familiares de los pacientes lloraban angustiados, médicos y enfermeras corrían de un lado para otro tratando de ubicar a tantos pacientes, no habían más camas disponibles, el personal no se daba abasto, los medicamentos se agotaban, la situación era verdaderamente crítica.

Elizabeth estaba tan asustada que se sentó en una silla a imaginar lo que ocurriría más adelante, el miedo la había paralizado totalmente.

Un colega la observaba, se tomó un tiempo para tratar de hacerla reaccionar y le dijo, - reflejas el miedo en la mirada Elizabeth, no lo reprimas, siéntelo pero trata de mantener la calma, que el pánico no se apodere de ti, hay que dejar que fluya el temor, más no permitir que controle tus emociones. ¡¡¡Vamos a salir de esta!!! Colega, la población nos necesita más que nunca, así que levántate y sigue haciendo lo que debes. Aquel médico la dejó solo y siguió atendiendo a la población consultante.

Ya sola Elizabeth recordó todos los miedos a los que se había enfrentado durante su vida, le temía a las arañas, a la muerte, a las enfermedades, a los accidentes, al engaño, a la obscuridad, fue inevitable para ella traer todos sus miedos al presente, más está vez no los sufrió, simplemente los recordó para darse cuenta de que ese día, como en otras ocasiones, tenía que tener la serenidad para aceptar lo que no podía cambiar y valor para cambiar lo que si estaba en sus manos porque solo así controlaría sus temores.

Elizabeth como médico era una persona muy preparada, pero un ser humano tan común y corriente como cualquiera. Después de este último contacto con el miedo en el hospital, entendió que para no paralizarse por sus temores y poder seguir cumpliendo con sus objetivos y realizando todas sus actividades con responsabilidad, ella tenía que aprender a controlar todos sus miedos.

Yo soy Amor (se dijo) y donde hay Amor no hay cabida para el miedo (se repitió) esto es lo que hoy me toca vivir y haré lo que pueda, de la mejor manera posible.

Se levantó y continuó con sus actividades, tiempo después con toda la humildad que le fue posible manifestar le pidió al psiquiatra de la Unidad, Dr. Víctor Martínez, su amigo y colega, que la ayudara a superar ese miedo del que había sido presa, ella sabía que tenía que hacer lo necesario para recuperarse.

Los miedos que no son controlados deterioran la confianza de cualquier individuo y pueden crear traumas que a la larga, de forma inevitable suelen afectar la salud mental de cualquiera.

El psiquiatra le explico a Elizabeth que para transformar nuestros miedos es indispensable analizar y estar atentos de todos nuestros pensamientos, detectar que ideas cruzan por nuestra mente cuando la sensación del miedo se presenta, que es lo que nos hace sentir, que sensación provocan y en qué parte de nuestro cuerpo se refleja.

Es crucial poner el miedo bajo lupa y examinarlo minuciosamente, esto lleva un poco de tiempo pero cuando logramos controlar todos y cada uno de nuestros pensamientos y sustituirlos por otros, evidentemente más agradables,   el miedo puede llegar a controlarse.

Tenemos que pensar racionalmente para poder darnos cuenta de que nuestros peores miedos son solo pensamientos que traen incontables sensaciones muy desagradables a nuestra vida, haciendo poco agradable nuestro presente.

Cuando el miedo se manifieste no olvides que su presencia es solo una ilusión de la mente emocional; hay que quitarle el poder a la mente emocional y otorgárselo a la racional para poder controlarlo. Esto lo logramos observándonos, controlando conscientemente los pensamientos y cambiándolos por otros.

Hay que situarnos siempre en un marco racionalista para poder notar como el miedo va perdiendo el poder sobre nosotros, tenemos que tomar el control para poder crear acciones, que nos llenen de confianza.

El doctor Víctor continuó, -soy de las personas que piensan que los miedos nunca desaparecerán por completo, porque son parte del ego y el ego vive dentro de cada ser humano, sin embargo sé que si puede ser controlado y al lograrlo, dejaremos de ser vulnerables ante él.

Hay que acercarnos a nuestros miedos, todos y cada uno de ellos, en el momento mismo que se presenten para poder lograr establecer una relación saludable con ellos.

Las percepciones erróneas nos llenan de distracciones Elizabeth, tienes que evitar las fugas de energía y concentración, así que sigue con tus actividades cuando algún miedo se presente y deja de pensar en lo que puede o no ocurrir, tú tienes que ver todos tus miedos como una oportunidad para crecer.

No puedes dejarte vencer por tus miedos porque estos pueden llegar a ser más poderosos que tú. Un poco de buena voluntad para hacerle frente a tus miedos te permitirá reconocerlos en el instante que se presenten, poder enfrentarlos y también superarlos.

Hacerlo te hará una persona más fuerte y te permitirá ser resistente ante miedos posteriores.

El psiquiatra no daba crédito ante el poder que es ese momento tenía el miedo sobre su colega Elizabeth pero como especialista entendía que a cualquiera le podía pasar y tenía que ayudarla. Ambos sabían que el miedo es una emoción natural que muchas veces logra protegernos de peligros reales y que en muchas ocasiones confundimos con temor.

El temor es una emoción artificial que nos hace evitar situaciones de peligro o huir de ellos.

Elizabeth decidió empezar a poner en práctica las estrategias de su amigo y colega con el fin de recuperar su paz.

Con el paso de los días todo volvió a la normalidad, la epidemia había pasado, Elizabeth estaba controlando sus emociones y pensamientos y se empezó a sentir más tranquila.

Decidida a crecer Elizabeth decidió empezar a tratar de tener una visión más clara sobre la vida, las situaciones a las que se enfrentaba, pese a sus miedos, sabía que haberse paralizado por el temor, en su trabajo no era normal, de echo era inaceptable, ella es de las personas que están convencidas de que los seres humanos estamos en este mundo para ser Felices, vivir en paz y aprender a amar incondicionalmente, pero este convencimiento no le sirvió de mucho para no ser paralizada por el miedo durante sus horas laborales y eso también la llenaba de culpa.

En la siguiente sesión con su amigo, Elizabeth le dijo, -no nos dotaron de miedos, los miedos los trae el ego y este vive en nosotros mismos, no podemos vencerlo del todo, podemos controlarlo, dormirlo, dominarlo, mantenerlo callado. Pero ¿qué es el ego Víctor? Tú ¿lo tienes claro? Su amigo le sonrió, -sé que lo sabes colega, pero necesitas que yo te lo recuerde.

- El ego Elizabeth es todo lo que tiene que ver con la identificación de lo físico, el ego es una sombra pensante, un sistema de pensamiento limitante, es quien nos da una falsa identidad para dominar a nuestro Ser en su totalidad.

El ego está en lo más profundo de la mente, la inconciencia del ser humano que se alimenta de nuestra energía psíquica, el ego es un sistema de pensamiento limitante, que nos llena de miedos, el ego es la prisión del alma.

Elizabeth agregó, -nosotros somos la esencia de todas las cosas, la energía de la que todos formamos parte, nosotros somos conciencia pura de Amor real.

-¡¡Si Elizabeth!! (Comentó Víctor) cuando permitimos que el miedo nos invada estamos dejando que el Ego nos controle, nos contamine, es inevitable llegar a sentir miedo, pero tenemos el poder de controlarlo.

-Tenemos que trabajar en ello si queremos vivir felices y tranquilos experimentando lo que realmente somos. -¿Qué Es lo que somos? (Pregunto Elizabeth esbozando una sonrisa) A lo que Víctor respondió: - "Amor amiga", somos "AMOR".   Elizabeth quería seguir aprendiendo, por lo que pregunto de nuevo - ¿Cómo podemos controlar el miedo? ¿Qué hay que hacer para poder liberarnos de él? Yo no puedo, ni debo permitirle a ninguno de mis miedos paralizarme de nuevo, (el doctor Victor le respondió) - primero que nada debes estar tranquila Elizabeth,   esto es un proceso, perfectamente alcanzable.

-Lo primero que tenemos que hacer es identificar   nuestros   miedos,   aceptarlos, buscar sus orígenes, enfrentarlos, aceptar vivirlos si fuera necesario y después, poco a poco controlarlos.

Suena fácil ¿Verdad amiga? En realidad es más complicado de lo que parece, pero puedo asegurarte por experiencia propia que si se puede lograr.

Procura mantenerte siempre alerta de tus emociones, porque eso te permitirá controlar tus pensamientos y tus miedos.

-Durante muchos años (continuó Víctor) me perdí la oportunidad de hacer infinidad de cosas que quería por sentir "miedo", ese miedo que generaba me llenaba de inseguridad, me paralizaba,   controlaba mi mente y me convencía de que era mejor no salir de mi zona de confort, para poder evitar el correr riesgos innecesarios; yo por más que lo intentaba no lograba avanzar, ni sentirme totalmente satisfecho, una persona temerosa colega no tiene muchas oportunidades en la vida y se pierde de un sinfín de experiencias verdaderamente enriquecedoras.

Recuerdo cuando a mi ciudad llegó uno de los huracanes más intensos que nos había tocado hasta ese momento, (comento de nuevo) estaba solo en casa, no alcanzaba los veinte años de edad; en la parte trasera de mi hogar había una bodega techada con láminas de metal, al ver que las láminas comenzaban a levantarse por la fuerza del viento salí de la casa e intente detenerlas, no hubo tiempo para algún pensamiento egoico (de temor) en mi mente inocente, yo solo actué instintivamente, sin medir peligros; el viento era tan fuerte que las láminas salieron volando y giraban de un lado para el otro, una de ellas me alcanzó y me produjo una herida en la espalda; entre rápidamente a la casa, yo estaba completamente empapado por la lluvia y con la sangre corriendo por mi cuerpo.

Fue después de realizar la acción cuando sentí miedo, un miedo que debí sentir antes y que sin embargo se presentó después.

Pensar en todo lo que pudo haber pasado por tratar de salvar un techo de láminas, ver la sangre correr por mi cuerpo por mi herida, me paralizó, sé que fui muy imprudente y corrí con mucha suerte.

Pero esto trajo un aprendizaje a mi vida, me enseño que "el miedo" no siempre es malo, si este se hubiera presentado antes, yo hubiera actuado diferente, con sano juicio, el miedo hubiera resultado preventivo y yo me hubiera manejado con más precaución.

-Sé que pudo haber sido peor, pero también sé que así lo tuve que vivir para aprender. Los procesos de cada uno de nosotros son totalmente diferentes.

-Todo lo que vive el Ser humano colega aunque es considerado "bueno o malo" está lleno de Aprendizaje, esto es lo   que te permiten "crecer y renovarte" o por el contrario, te llena de "miedo" (que también fue aprendido)y es este miedo el que nos limita, nos controla y nos paraliza.

El conocimiento interno, la introspección, aporta las herramientas necesarias para poder incrementar nuestro Crecimiento Espiritual y de Conciencia. Conocer los orígenes de todos nuestros miedos es autoconocimiento y nos ayudara a poder controlar cualquier temor.

Hay que recordar constantemente que nuestros dones especiales son "la vida, el amor y la risa" que Nosotros somos Amor puro, (el Ego es temor) de echo todos somos amor y el amor puede controlar el miedo porque el miedo en realidad no existe más que en el mundo dual.

Hace algún tiempo, cuando era muy joven y la Vida aún no me otorgaba la posibilidad de conocerme un poco más, (cosa que resulta de suma importancia para poder controlar los miedos), Descubrí que era yo el que tenía que buscar el cambio y aunque el momento de crecer no había llegado, las oportunidades no siempre llegan solas y yo estaba cansado de vivir dominado por el ego, limitado por el temor y aterrado por mis pensamientos de ataque, así que tomé acción y comencé a buscar los orígenes de mis miedos cuando se me presentaban, con valentía y fortaleza los enfrente y solo así logre cambiar mi vida.

Elizabeth agradeció la sesión y se fue a casa a analizar todo lo que había escuchado, sonaba todo tan sencillo y en la práctica era tan complicado que estuvo a punto de desanimarse, pero siguió adelante, si su amigo pudo ella porque no.

 Fueron aproximadamente cinco sesiones que tomo Elizabeth con su Amigo y con el paso del tiempo, Elizabeth logro empezar a controlar todos sus miedos, las sesiones terminaron y ellos dejaron de tener un contacto tan directo.

Ella recibió un apoyo extra que le ayudo en su proceso y quería platicarlo con Víctor, así que un año despúes lo cito para decirle todo lo que había vivido.

-Agradezco Víctor toda tu ayuda para que yo lograra controlar mis miedos (le dijo), quiero decirte que busque apoyo extra porque sentía que algo faltaba, que aún no lograba controlar mis miedos.

Encontré un grupo de autoayuda y un buen día Dios puso en mí camino a las personas indicadas, la información necesaria ya la tenía gracias a mis sesiones contigo, las experiencias requeridas ya las estaba experimentando, pero hacía falta esta persona que fue quien me llevaría de la mano hacia un cambio radical.

Hace algún tiempo, después de las sesiones, comencé a identificar esa voz interna (el ego) que por medio de mi mente se apoderaba de mí, haciéndome perder la seguridad en mi misma.

Yo era una persona que solía vivir lamentándome del pasado, con miedo a mi presente y terror a mi futuro, un futuro que aún no llegaba, que mi mente dominada por temor imaginaba.

Mis miedos no me permitían disfrutar lo único que realmente tengo, que es el aquí y el ahora.

Miedos reales, no racionales e imaginarios me impedían disfrutar plenamente mí día a día. Leí infinidad de libros con miles de estrategias que afirmaban libérame de mis miedos, pero yo, en el fondo no aceptaba que eso fuera posible, no estaba lista para dejar de sufrir por estos miedos, mi momento no había llegado aún.

El miedo me seguía limitando aun después de tus terapias (le dijo Elizabeth) y me hacían sufrir. El miedo es muy común en la humanidad, es un modo de preservación que activa las reacciones emocionales a través del cerebro, en casos extremos suele crear una emoción negativa, limitante, desagradable y paralizante que anula totalmente a una persona y la paraliza.

Algunos de los miedos motivan impulsos defensivos que son fundamentales para la supervivencia, que logran mantener al ser racional e irracional lejos del peligro.

Descubrí que las principales causas el miedo es la exposición a estímulos traumáticos, la mayoría de los seres humanos magnificamos lo que sentimos por la exposición reiterada a estos estímulos. La recepción de datos y la observación de seres que sufren, también resultan potentes estímulos para generar algún tipo de miedo.

Aprendí a tu lado que el miedo no desaparece (porque es parte del ego y este vive dentro de cada ser), pero sí se controla, sin embargo en mí, aun no se daba del todo.

En este grupo de auto ayuda me amadrine, (le dijo a Víctor) mi madrina (como suelo llamarle a la persona que me ayudo a mi crecimiento) me invitó a platicar con ella y me pidió que le contara con lujo de detalle toda mi vida.

Dominada por el miedo a los juicios, me resultaba imposible confiar, pero esta persona con paciencia y Amor me guió, me brindo con su trato la seguridad que me permitió poder controlar el ego y llenarme de humildad, lo cual a su vez me permito dar rienda suelta a toda mi historia, que le narre con lujo de detalles.

Yo no terminaba de entender de qué me serviría eso, (dijo Elizabeth) pero el hacerlo me libero casi totalmente (autoconocimiento interno), los nervios en aquellas pláticas solían dominarme algunas veces, pero mi madrina lo manejaba a la perfección, hasta que un día logro que yo misma me convenciera de que pasara lo que pasara, no pasaba nada.

Cuando tenemos peso que no podemos sobrellevar, es bueno compartir la carga con alguien, eso sí que funciona amigo.

Comprendí que hay que amarse a uno mismo, aceptarse tal cual sin estar pendientes de lo que puedan pensar los Demás, evitar juzgarnos a nosotros mismos y no reparar en que nos juzguen es primordial, hay que enfrentar, hay que ser auténticos, hay que permitirnos ser nosotros mismos para poder entender que todo pasa tal y como tiene que pasar y que los tiempos de Dios son perfectos.

Hoy sé que conocerle incluso es algo que tuve que vivir para poder llegar al autoconocimiento interno, entender quién soy, lo mucho que valgo y para que estoy aquí resulta sumamente enriquecedor.

Pero aun así, yo seguía viviendo con miedos, el miedo seguía presentándose cada cierto tiempo aunque en menor escala y yo aun no sabía cómo controlarlo del todo.

Descubrí que yo tenía miedo de ser yo misma, tenia miedo del futuro, del presente, miedo a perder a mi familia, a que me lastimen, a perder mi trabajo, que me engañen, que me fallen, que me mientan, miedo al dolor y a la vida.

Un buen día mi madrina me dijo, haz todo lo que tengas que hacer, lo mejor que puedas, practica el amor en todas tus acciones, llénate de compasión para con tus semejantes, pero jamás te olvides de ti porque tú eres el amor mismo y el amor no tiene lugar para miedos.

Solo así la vida fluirá con armonía y el bienestar y la paz llegaran por añadidura.

Estate siempre atenta de tus emociones, pero principalmente mantén dormido el ego y conscientemente controla tus pensamientos. Estas últimas palabras resultaron ser la clave para cambiar mi vida y controlar el miedo.

Aprendí que no puedo trabajar en mi persona si no empiezo por reconocerme. Tenía que ser capaz de detectar mis defectos de carácter y aceptarlos y uno de mis principales defectos de carácter era el dejarme dominar por mi ego y dentro de éste está incluido (en Mi caso) el miedo.

Comencé por Buscar las causas de mis miedos, la sensación que me causaban y a Analizar las probables estrategias a manejar para controlarlos. Una de las mejores estrategias que empleé fue enfrentar mis miedos una y otra vez, hasta llegar a dejar de sentir la sensación que estos me causaban.

Ya atenta de mi misma, consciente de mis tres dones especiales, (Vida, amor, risa) De mis pensamientos y acciones, los miedos pasaron a segundo término.

Actualmente así manejo yo mis miedos (comentó Elizabeth) cuando suele presentarse algún pensamiento de miedo y se vuelve persistente, inmediatamente lo rechazo y no lo acepto, canto, bailo, leo, rezo, llamo por teléfono, en otras palabras "me ocupo", esto hace que mi mente se distraiga en otra cosa y yo me mantenga en paz.

Cuando se presenta el miedo ante alguna situación real, ya no lo mantengo, Ya no lo sufro, controlando el pensamiento solo lo enfrento, analizo Pros y contras, tomo la mejor decisión posible y actuó ante mi realidad.

Mantener los pensamientos negativos nos lastima y limita, nos llena de temor. El manejo de los pensamientos en mi caso es la clave para identificar miedos reales e imaginarios y poder así paso a paso, controlar el efecto que éstos me ocasionan.

Puedo asegurarte (dijo Elizabeth a su colega Víctor) que el miedo aparecerá una y otra vez porque es Parte del ego y este a la vez es quien intenta controlar al ser humano desde su concepción, más sin embargo lo contrario del ego es el Amor y Dios es amor, así que si nos aferramos a lo que realmente somos que es amor, podremos Controlar los pensamientos y con esto también los miedos, así como logramos a través del autoconocimiento interno, controlar al ego.

Los miedos son normales y naturales dentro del pensamiento egoico o mejor dicho dentro de nuestra condición humana, pueden ser conscientes o inconscientes, pero es necesario hacerlos siempre conscientes para poder empezar a enfrentarlos con consciencia y después poder controlarlos.

En el origen de toda ansiedad está el miedo, hay que conocer la naturaleza de cada uno de nuestros miedos y saber que esas sensaciones que se manifiestan en nosotros, aunque nos parezca increíble, también son aprendidas, por lo que también podemos llegar a desaprenderlas y así controlarlas con mayor facilidad.

Hay un tipo de miedo denominado miedo útil y protector, este tipo de miedo es manejado por el sentido común y en ese no hay que trabajar ni hacer nada, ya que en vez de perjudicarnos este tipo de miedo nos ayuda a protegernos.

-Quiero contarte (dijo Elizabeth de nuevo) a la edad de doce años yo sufrí un accidente de cocina, me pare muy cerca de la estufa a platicar con mi nana mientras esta cocinaba y por accidente la sartén llena de aceite hirviendo se incendió, mi nana la levantó tratando de apagar el fuego pero una pequeña gota de aceite le pringo y ella volteó sobre mi brazo derecho la sartén causándome una grave quemadura de tercer grado.

Sentí un dolor muy intenso, todo me ardía, esa sensación duro poco, pero el brazo tardo mucho tiempo en sanar, las curaciones fueron tan dolorosas que comencé a negarme a tener contacto alguno con la cocina, si esto implicaba contacto con aceite.

Realmente esa experiencia me marco de alguna manera, me traumo, me dejo una cicatriz que me acomplejo por años, pero como cualquier chica de mi edad yo soñaba con casarme, tener una familia y quería una vida común y corriente.

yo necesitaba vencer el miedo a las quemaduras, así que una y otra vez me metí a la cocina y aunque el miedo estaba latente, este no me paralizo y yo logre llevar una vida normal.

Víctor analizo aquello: El aprendizaje de la quemada le sirvió a su colega para extremar precauciones, si no enfrentaba su miedo de volverse a quemar, quizá jamás lo hubiera superado. ¿Tienes que enfrentarte todo lo que te da miedo para controlarlo?, ¿tienes que saber que tus miedos son en la mayoría de los casos, pensamientos aprendidos en momentos determinados?, ¿tienes que controlar tus pensamientos y actuar?, la respuesta es sí. Cuando te enfrentas a tus miedos estos son sustituidos por confianza y tú comienzas a llevar las riendas de tu propia vida, empiezas a ser el protagonista de tu historia y a debilitar a tu ego significativamente.

Permítete sentir el miedo pero que este no limite tu actuar.

¿Lo único que necesita el ser Humano para ser feliz es sentir satisfacción con su propia vida? ¿Es necesario controlar los miedos para poder alcanzar La Paz? ¿Es a través del conocimiento interno y la modificación constante de nuestros caracteres y reacciones como logramos crecer espiritualmente? ¿Controlar el miedo es Parte de estas modificaciones a realizar?, la respuesta a todo, también es sí.

El miedo se deriva de una aversión natural al riesgo o la amenaza, la persona que no lo controla puede desarrollar la máxima expresión del miedo, convirtiendo a este en terror.

Mientras más miedo nos permitamos sentir, más nos alejamos de Dios porque nos identificamos cada vez menos con nuestra esencia y nuestra esencia es el amor.

Creo sinceramente que nadie en su condición humana puede eliminar totalmente el miedo de su vida, porque como el miedo es parte del ego y este parte de todo lo externo, tendríamos que transcender, volver a casa, desencarnar,   para   poder   eliminarlo definitivamente.

El miedo es un sentimiento común en todos los seres   humanos, hay que reconocer sus orígenes, (generalmente los miedos vienen del pasado y se proyectan en el fututo) la clave para controlarlos está en el control de los pensamientos,   el enfrentamiento a través de la acción y el autoconocimiento interno.

Deja de sufrir por   miedos, mereces una vida plena llena de paz y Felicidad. Tu eres un ser espiritual,   en   una   experiencia   terrenal. "disfruta   planamente   de   tu   experiencia terrenal", realiza tu introspección, después de conocerte a plenitud desnudando totalmente el alma ante ti mismo y ante otro ser humano (adiós culpas) lograrás controlar tus pensamientos de ataque dirigidos y controlados por el ego y con eso le quitaras poder a gran parte de todos tus miedos.

Todos los seres humanos somos totalmente diferentes aunque no lo parezca, por lo tanto, lo que les funciona a unos para perder el miedo, no necesariamente le sirve a otros; sin embargo agarrando un poco del aprendizaje de nuestros semejantes cada uno de nosotros puede encontrar la "clave" que le permita ponerle solución a sus problemas ante el miedo, logrando así "controlarlo" y vivir en paz.

Recuerda y convéncete de que el miedo no puede ser erradicado en su totalidad porque forma parte de la esencia física, pero si puede ser debilitado.

Las escrituras bíblicas nos dicen que somos imagen y semejanza de Dios, la mayoría de nosotros de forma inmediata lo asociamos a la parte externa porque nos mostraron a Jesús de carne y hueso, asociamos esto a la parte palpable,   cuando en esta frase solo nos recuerda nuestra Divinidad.

Somos idénticos a su divinidad, (el alma), y en la divinidad no hay cabida para el miedo, este simplemente   no   existe,   lo   único   que verdaderamente existe es el Amor.

Somos seres perfectos llenos de luz y cargados de amor,   que al tomar forma a través del cuerpo humano nos olvidamos de nuestra esencia y es en este proceso donde nacen los miedos, a través del ego, quien es su intento por controlarnos de modo permanente utiliza la sensación que nos hace sentir el miedo para poder lograrlo.

Recuerda los tres pasos importantes para controlar el miedo:

1.   Autoconocimiento interno (ahí está la razón de estos) Introspección.

2.   Acción (mientras más los enfrentemos, más lo debilitamos)

3.   Control de los pensamiento (estos los alimentan) al distraer nuestra atención el miedo pierde poder.

Cuando el miedo aparece en nuestra vida, es el pensamiento el que le da poder, quien lo mantiene y lo magnifica, si nos enfocamos en el pensamiento y logramos cambiarlo, podremos disminuir y hasta desaparecer esa sensación desagradable que sentimos en alguna parte del cuerpo, por el miedo, lo cual no durara más de cinco segundos cuando mucho.

Algunos psicólogos afirman que "imaginar" los peores escenarios ante el miedo (lo peor que podría ocurrir al encararlo) ayuda a vencerlo, a muchas personas quizá esto les haya funcionado, (en lo personal pienso que el miedo no se vence, se controla), si ya lo hiciste y no te funciono, te invito a hacer todo lo contrario.

No imagines nada, No alimentes tus miedos, porque muchas veces lo único que logras imaginando lo peor que puede pasar, es magnificar tus temores y durante ese proceso tu ego está en su máxima plenitud.

Intenta controlar tus pensamientos ya que es a través de ellos que tus temores se incrementan y prolongan.

Cuando se te presente un miedo, encáralo, enfréntalo, pero solo en ese momento, (no antes ni después), si realizas tu autoconocimiento (desnudar tu alma, traer al presente por única ocasión todas tus vivencias) sabrás el origen de tus miedos y esto te ayudara a poder vivir el aquí y el ahora (el pasado ya no existe, el futuro aun no llega) evita sufrimientos innecesario, no le permitas al pensamiento egoico darle rienda suelta a la imaginación porque puede engañarte, y terminará dominándote a través de lo que la sensación del miedo (real o imaginario) provoca en tu cuerpo.

Con esto que acabas de leer te preguntaras ¿porque debes realizar tú autoconocimiento interno? Porque solo así te conocerás plenamente, podrás aceptarte tal cual eres y trabajar sobre tus defectos de carácter, soltaras todas las cargas, que por experiencias vividas Llevas a cuesta y sabrás de donde se originan muchos de tus miedos.

Es importante que te convenzas de que tú no tienes que demostrarle nada a nadie, ni siquiera a ti mismo (ego).

Cuando decidimos enfrentarnos a algún miedo es porque sabemos que el hacerlo nos aportara paz, bienestar o satisfacción, si enfrentar alguno de tus miedos no aportará nada bueno a tu Ser, solo trata de ignóralo, no te resisas a él, cambia tu pensamiento trayendo a tu mente pensamientos positivos.

Si te resistes al miedo este se manifestará una y otra vez en tu vida, si tratas de escapar de él se quedará contigo indefinidamente, solo ignóralo, obsérvalo sin reaccionar, al cambiar tus pensamientos lo estás haciendo y al hacerlo lo estarás controlando.

El miedo tiene que ser "sustituido" y tus pensamientos tienen la fuerza necesaria para lograrlo.

Cuando aprendes a reconocer el poder de tus pensamientos empiezas a tener cuidado con lo que piensas, tú ya sabes el efecto "positivo o negativo", "bueno o malo" que puedes atraer a tu presente, a través de ellos.

Tienes que cuidar lo que piensas porque tus pensamientos dan poder a tus miedos y tus miedos son producto de tu imaginación.

Llénate de buenos pensamientos, vive pensando en amor, en salud, en tranquilidad, en Dios, esto te llevará a tener objetivos claros para tu supervivencia.

Si el miedo se presenta de nuevo aplica la "no resistencia" tu pensamiento positivo te dotará de la inteligencia necesaria para poder controlar tus miedos y liberarte de estos poco a poco.

Todos tenemos (por el ego), muchos miedos en nuestra vida, este tiene la capacidad de infiltrarse en nuestra mente atacando nuestra filosofía desde muy adentro, alterando nuestra paz y desequilibrando nuestras emociones.

 El miedo tiene que ser identificado, vigilado y transformado para que no tome control de nuestro ser, hasta el grado de poder paralizarnos.

La mayoría de los seres humanos estamos en constante lucha en contra de las situaciones que nos tocan vivir, vivimos a la defensiva y con un miedo que muchas veces (si no es que siempre) nos paraliza.

Si no estamos alertas, nos es imposible percatarnos del motivo real del miedo y dominados por este nos perdemos de poder hacer lo que debemos hacer en los sucesos que acontecen, permitiendo que ese temor, (hacia lo que muchas veces aún no se presenta), nos lastime y en el peor de los casos nos paralice.

Todos al nacer somos dotados de tres maravillosos dones, la vida, el amor y la risa. Elizabeth lo sabía y quería empezar a disfrutar de esos dones controlando sus pensamiento egoicos que logró reconocer eran los verdaderos responsables de todos sus miedos.

La palabra miedo proviene del termino latino metus. Se trata de una alteración del ánimo que produce angustia ante el peligro (real o imaginario) o un eventual perjuicio, esta sensación muchas veces nos sirve para sobrevivir pero si no lo confrontamos tarde o temprano termina paralizándonos y de forma inevitable, venciéndonos.

Todos tenemos la capacidad de racionalizar la sensación que provoca el miedo en si así que actúa ante cualquier situación que se te presente.

Nos decía Nelson Mandela "no es valiente quien no tiene miedo, sino quien sabe conquistarlo". Todos tenemos miedo, pero los miedos los construye la mente, así que reconócelos, proponte "controlar tus pensamientos" actúa afrontando cualquier sensación desagradable cuando se presente y dedícate a vivir en libertad, disfrutando de la vida y del amor.

Lo que va a pasar de forma inevitable pasará, tú eliges si lo vives dentro de la paz o presa se tus miedos.